AF585848

LA MÉDECINE

DANS

LES ŒUVRES

DE

SIDOINE APOLLINAIRE

(430-489)

PAR LE

Docteur J. NICOLAS

Médecin-consultant au Mont-Dore.

EXTRAIT DE LA *Revue Médicale du Mont-Dore* (1901)

CLERMONT-FERRAND

IMPRIMERIE TYPOGRAPHIQUE ET LITHOGRAPHIQUE G. MONT-LOUIS

1901

LA MÉDECINE

DANS LES

ŒUVRES DE SIDOINE APOLLINAIRE

(430-489)

Les œuvres de Sidoine Apollinaire, évêque de Clermont au ve siècle, sont une source de renseignements extrêmement curieux sur les mœurs et coutumes des Gallo-Romains. Le style clair et élégant dans lequel elles ont été composées n'est pas inférieur à celui des meilleurs écrivains du siècle d'Auguste. La précision des détails est une des qualités les plus remarquables des descriptions qu'on y trouve; elle a permis de reconnaître les lieux où se déroulaient les événements et de reconstituer la vie à cette époque.

Fils d'un préfet du prétoire, gendre de l'empereur romain Avitus, ensuite préfet de Rome, appelé plus tard aux plus hautes fonctions ecclésiastiques, Sidoine Apollinaire a été dans les meilleures conditions pour observer la société de son temps et la refléter dans ses écrits. Aussi ses lettres et ses poésies ont-elles été l'objet de recherches sérieuses concernant les habitudes et les coutumes des Gaulois et des Francs, les élections épiscopales, l'institution des Rogations, l'invasion des Visigoths, etc., mais je ne crois pas qu'elles aient été explorées au point de vue médical, en dehors de la 14me lettre du livre V de l'édition annotée en latin par Savaron (Paris, 1609, *Ex officina Plantiniana*), édition à laquelle se rapporteront toutes mes citations.

La première phrase de cette lettre, adressée par Sidoine à son ami Aper, est ainsi conçue : « *Calentes nunc te Baïæ, et scabris cavernatim ructata pumicibus aqua sulphuris, atque jecorosis ac phthisiscentibus languidis medicabilis piscina delectat?* », et peut se traduire : « Actuellement, est-ce que ce sont les Bains chauds? est-ce l'eau sulfureuse vomie par des rochers hérissés à travers leurs cavités? est-ce la piscine salutaire à ceux qui souffrent du foie et à ceux que rend languissants le début de la phthisie, qui te captivent? »

A quelle station thermale du centre de la France doivent s'appliquer les mots : *Calentes Baïæ?*

Deux commentateurs de Sidoine Apollinaire, Savaron (1567-1622), historien, magistrat et jurisconsulte, dont les travaux et l'administration ont honoré l'Auvergne, et le Père Sirmond, jésuite (1591-1643), originaire de Riom, ont pensé qu'ils désignaient Chaudes-Aigues. Mais Michel Bertrand, dans ses *Recherches sur les Eaux du Mont-d'Or* (1823), s'est attaché à réfuter cette opinion, et semble avoir établi d'une façon indiscutable que ce nom s'appliquait à la station dont il a été le premier médecin-inspecteur et dont l'essor a été son œuvre.

Les sources du Mont-Dore sortent à travers les fissures, *cavernatim*, de rochers prismatiques analogues aux basaltes, de hauteurs inégales, *scabris pumicibus*, avec un bruit semblable à des éructations, *ructata*, bruit surtout manifeste à la source César, recueillie dans un bâtiment dont la construction remonte aux Romains. La tradition rapporte qu'elles ont de tout temps été utilisées dans les maladies de poitrine, *languidis phthisiscentibus medicabilis*. La description du pays qui environne *Calentes Baïæ*, description qui se poursuit dans la seconde phrase de la lettre à Aper, convient aux cimes voisines du Mont-Dore. Enfin, le village du Mont-Dore, qui a changé plusieurs fois de nom, s'est longtemps appelé Bains, *Baïæ*, et se trouve désigné dans les tables de Peutinger par les mots *Aquis Calidis*, comme placé sur une voie romaine (dont il existe encore des vestiges) à une distance de Clermont, *Augusto-Nemetum*, qui coïncide avec l'éloignement entre cette ville et le Mont-Dore.

Aucun des points de la description si caractéristique de Sidoine Apollinaire ne peut s'appliquer à Chaudes-Aigues, pas même la classification dans les eaux sulfureuses aussi inexacte pour elles que pour le Mont-Dore. La chimie des Romains ne comportait pas de grandes connaissances, et l'odeur exhalée par les sources à certains jours, notamment à l'approche des orages, a dû provoquer l'erreur chimique de l'évêque de Clermont.

C'est, on le voit, la question géographique qui a surtout donné lieu à des commentaires sur la première phrase de cette lettre; qu'il nous soit permis de l'envisager à un point de vue exclusivement médical. Elle nous rappelle que les Romains tiraient largement parti des eaux minérales et qu'ils savaient les spécialiser. Aux maladies nerveuses les thermes de Baïa, à celles de l'estomac Clusium étaient conseillés (Horace, livre Ier, épitre XV). Les hépatiques et les phtisiques étaient, d'après Sidoine Apollinaire, le lot du Mont-Dore.

La médecine moderne a ratifié cette indication pour la tuberculose pulmonaire. Si elle ne l'a pas complètement admise pour les affections du foie, il n'en reste pas moins vrai que la balnéation, *piscinā*, rentre dans la thérapeutique ordinaire des congestions hépatiques.

Les mots *Jecorosis* et *Phthisiscentibus* sont, pour le Ve siècle, des néologismes appartenant en propre à Sidoine Apollinaire, si on en croit le *Totius latinitatis lexicon* de Forcellini.

Avant lui, celui qui souffre du foie est appelé par Marcellus Empiricus (IVe siècle) *jecinerosus* ou *jecoriticus* ; on le désignait encore sous le nom de *jecoralis*. Quelle nuance comportait l'adjectif employé par Sidoine Apollinaire? Nous ne le saurons jamais.

Au contraire, la grammaire nous renseigne sur la valeur de *phthisiscentibus*. Il s'agit là du participe présent d'un verbe inchoatif, c'est-à-dire d'un verbe qui marque le commencement d'une action. En latin, les verbes inchoatifs sont faciles à reconnaître à leur désinence en *esco*, *isco*, *escor* ou *iscor* : ce sont, par exemple, *tumesco*, s'enfler, opposé à *tumeo*, être enflé ; *valesco*, se rétablir, opposé à *valeo*, se bien porter, etc.

Le mot grec *phthisis* avait pris droit de cité à Rome et avait donné naissance à l'adjectif *phthisicus* très employé par Pline et par d'autres auteurs. Pour ne pas s'être servi de ce terme, il fallait que Sidoine Apollinaire ne le trouvât pas adéquat à la pensée qu'il voulait exprimer ; il a donc créé le verbe *phthisisco* pour marquer le début de la phtisie, qu'il a en même temps caractérisé par un de ses premiers symptômes, par son premier retentissement sur l'état général, la lassitude, l'allanguissement, *languidis*.

L'évêque de Clermont a tenu à préciser que le Mont-Dore convenait au commencement de la tuberculose pulmonaire, et je m'étonne que Michel Bertrand et les nombreux médecins ayant cité après lui le *Phthisiscentibus medicabilis* n'en aient jamais fait la remarque.

A une période plus avancée de la maladie, quand la fièvre hectique s'empare du malade, la cure thermale devient inutile. Aussi, lorsque Sidoine Apollinaire, soucieux de la santé de sa fille

Sévériana, la verra dépérir par la fièvre après avoir longtemps toussé, il se contentera de la transporter à la campagne. Livre II, lettre XII, à Agricola : « *Severiana, sollicitudo communis, inquietata primum lentæ tussis impulsu, febribus quoque jam fatigatur, iisque per noctes ingravescentibus, propter quod optat exire in suburbanum... Igitur ardori civitatis atque torpori... nos... eximimus...* » — « Sévériana, objet de notre commune sollicitude, tourmentée d'abord par les secousses d'une toux prolongée, est fatiguée maintenant par des fièvres qui vont s'aggravant les nuits ; elle désire en raison de cela partir pour la campagne. Nous nous soustrayons donc à la chaleur et à l'engourdissement de la ville. »

L'esprit d'observation, la première des qualités requises chez ceux qui s'occupent des malades, est très développé chez Sidoine Apollinaire. Aussi notre auteur montrera-t-il, à l'égard du savoir des médecins qui l'entourent, autant de scepticisme que de dédain, et ne leur ménagera-t-il pas les railleries. La lettre que nous venons de citer se poursuit ainsi : « *Simulque medicorum consilia vitamus assidentum dissidentumque, qui parum docti et satis seduli languidos multos officiosissime occidunt.* Nous fuyons en même temps les conseils des médecins assis au chevet des malades et divisés d'opinions, qui peu instruits et assez empressés tuent dans toutes les règles grand nombre de malades. »

Une annotation de Savaron explique le sens à attribuer à *assidentum*. Au moment de formuler leur avis sur le cas du malade, les médecins romains devaient s'asseoir comme les magistrats prononçant une sentence, et cette formalité leur était juridiquement prescrite.

La divergence d'opinions entre les médecins, *dissidentum*, a été de tout temps la plus grave critique lancée contre eux. Savaron rappelle la phrase de Pline : « *Quot sunt enim medicorum capita, tot sententiæ.* Autant de médecins, autant d'avis. » Cette opposition est souvent plus apparente que réelle : une appréciation plus juste des symptômes basée sur des connaissances anatomiques et physiologiques plus exactes, et les perfectionnements apportés à l'examen des organes, rapprochent de plus en plus les médecins sur la partie scientifique de leur profession, le diagnostic des affections. Mais l'importance prédominante à attribuer à un symptôme ou à la constitution du malade, la question du pronostic, le choix dans la diversité des moyens tendant au même but curatif, sont affaire d'art en médecine, et là comme ailleurs le terrain de l'Art ne supporte pas l'uniformité de culture.

Il n'y a pas de cause judiciaire qui ne réunisse deux avocats plaidant avec la même bonne foi le pour et le contre ; suivant les Tribunaux et les Cours le même litige reçoit parfois une solution différente ; pourquoi réserve-t-on aux seuls médecins le reproche de ne point s'accorder entre eux ?

La jovialité est très marquée dans le caractère de Sidoine Apollinaire : il aime les jeux de mots ; l'antithèse facile d'*assidentum* et de *dissidentum* l'ayant mis en verve, il continue ses plaisanteries aux dépens de son ami Justus : « *Sane contubernio nostro jure amicitiæ Justus adhibebitur quem, si jocari liberet in tristibus, facile convincerem Chironica magis institutum arte quam Machaonica.* Assurément, par droit d'amitié, Justus sera appelé à partager notre vie en commun, lui que je convaincrais facilement, si l'on pouvait trouver plaisir à plaisanter dans la tristesse, d'être plus instruit dans l'art de Chiron que dans celui de Machaon. »

Machaon est le fils d'Esculape qui, au siège de Troie, pansait avec succès les blessures de Ménélas. Chiron est le centaure précepteur d'Achille, qui, le premier, demanda et attribua aux plantes un usage thérapeutique. On pourrait croire que Sidoine a voulu désigner Justus comme plus versé dans la médecine que dans la chirurgie, mais il a pris soin d'avertir Agricola que sa phrase cache une plaisanterie. Savaron la découvre et l'explique ainsi : Sidoine joue sur l'identité en grec du nom propre de Chiron, Χειρων, et du nom commun χειρων, génitif pluriel de χειρ, χειρος, qui signifie main. Ce sont les mains qui perpètrent le vol : l'art de voler deviendra, sous la plume de l'évêque de Clermont, l'art des mains, l'art de Chiron. Justus est ainsi accusé de rapacité, sans nul doute pour avoir multiplié les visites comme l'indique le reproche d'assiduité, *satis seduli*, lancé précédemment contre les médecins de Sévériana.

Pauvres médecins ! se font-ils rares auprès des malades ? leur réserve est taxée de négligence. Montrent-ils du zèle par la fréquence des visites ? on leur reproche alors de soigner leurs propres intérêts autant que la santé des clients, et Pline a traduit cette impression en faisant remarquer qu'à Rome *medici* et *mendici*, médecins et mendiants, ne différaient que par une lettre.

Ami de la plaisanterie, Sidoine Apollinaire ne redoutait pas non plus la bonne chère. Dans la lettre IX du livre II il s'étend complaisamment sur la délicatesse et la magnificence des repas que lui offrent ses hôtes Ferreolus et Apollinaris, aux environs de

Nîmes ; mais, en homme sage et tempérant, il aspire ensuite au repos de l'estomac, et il pose en principe thérapeutique l'utilité de la diète : « *Modo nos quam primum hebdomadis exactæ spatia completa voticæ restituant esuritioni, quia disruptum ganea stomachum nulla sarcire res melius quam parsimonia solet.* — Pourvu que la fin de la semaine nous rende l'appétit si désiré ! car rien n'est capable comme la diète de rétablir un estomac délabré par les excès de table. »

Ces repas copieux avaient lieu à la cinquième heure du jour qui correspond chez nous à 11 heures du matin. Pour en hâter la digestion, l'évêque de Clermont avait recours à trois moyens : la sieste, l'équitation et des bains de vapeur suivis d'immersion dans l'eau chaude puis dans l'eau froide. « *Excusso tempore meridiano, paulisper equitabamus, quo facilius pectora marcida cibis cœnatoriæ fami exacueremus...* — Notre méridienne achevée, nous montions quelque temps à cheval en vue d'exciter à la faim pour le souper nos estomacs chargés de nourriture. »

Le sommeil après les repas est-il sain ou malsain ? c'est une question fort discutée. Nourrissons et animaux s'en trouvent bien ; certains dyspeptiques ne digèrent qu'à la condition d'être immobiles après avoir mangé ; d'autres au contraire ne retirent de la sieste que malaise et torpeur. En revanche tous les physiologistes sont d'accord pour admettre que le repos après les repas augmente la sécrétion du suc gastrique et qu'un exercice violent la diminue.

Quand la digestion est bien commencée, un travail musculaire modéré active l'évacuation de l'estomac. A ce point de vue l'équitation pratiquée doucement est un exercice de choix n'exigeant ni grands efforts respiratoires ni contractions violentes.

Jusqu'ici les procédés mis en usage par Sidoine Apollinaire pour précipiter ses digestions, la sieste et la promenade à cheval, correspondent à des notions très répandues ; notre auteur suscitera plus d'étonnement par l'emploi de la balnéation chaude et froide après les repas. En raison de son intérêt, qu'on me permette une longue citation : « *Balneas habebat uterque hospes, in usu neuter. Sed cum vel pauxillulum bibere desiisset asseclarum meorum famulorumque turba compotrix, quorum cerebris hospitales crateræ nimium immersæ dominabantur, vicina fonti aut fluvio raptim scrobs fodiebatur, in quam forte cum cumulus lapidum ambustus demitteretur, antro in hemispherii formam corylis flexilibus intexto, fossa inardescens operiebatur, sic tamen ut superjectis Cilicum velis, patentia intervalla virgarum, lumine excluso, tenebrarentur, vaporem repulsura salientem, qui undæ ferventis aspergine flammatis silicibus excuditur. Hic nobis trahebantur horæ non absque sermonibus salsis jocularibusque, quos inter halitu nebulæ stridentis oppletis involutisque saluberrimus sudor eliciebatur. Quo, prout libuisset, effuso, coctilibus aquis ingerebamur, harumque fotu cruditatem nostram tergente resoluti, aut fontano deinceps frigore, putealique, aut fluviali copia solidabamur.* — Chacun de mes hôtes possédait des bains, aucun n'en usait. Mais quand la troupe de buveurs, composée de ma suite et de mes domestiques, à qui les coupes trop remplies de mes hôtes troublaient la tête, avait un peu cessé de boire, une fosse était creusée à la hâte au bord d'une fontaine ou d'une rivière; on jetait dedans un monceau de cailloux surchauffés; la fosse ardente était recouverte d'un dôme hémisphérique formé par l'entrelacement de branches flexibles de coudrier, les intervalles béants entre les baguettes étaient aveuglés, mis à l'abri du jour, par la superposition de couvertures en poil de chèvre pour repousser la vapeur qui s'exhale des cailloux brûlants arrosés d'eau bouillante. Nous passions là des heures, non sans y tenir des propos pleins de sel et d'enjouement, pendant lesquels le nuage de vapeur qui s'élevait avec bruit provoquait en nous, repus et bien enveloppés, une sueur très salutaire. Quand cette transpiration était devenue abondante, nous allions, chacun à son gré, nous plonger dans des eaux chaudes. Mis à l'aise par leur chaleur qui dissipait la pesanteur de nos digestions, nous reprenions ensuite vigueur dans le froid d'une source, ou d'un puits, ou en pleine rivière... »

Le procédé des cailloux échauffés, projetés dans l'eau pour en élever la température, se rencontre chez toutes les peuplades sauvages dont les ustensiles en bois supportent mal le contact du feu. Chez les paysans de la Russie et de la Pologne, où les bains de vapeur jouissent toujours d'une faveur insigne, le mode de production de la vapeur ne diffère pas sensiblement de nos jours de celui décrit quinze siècles auparavant par Sidoine Apollinaire. Dans quelques localités la projection de cailloux brûlants dans l'eau est remplacée par celle de pierres de chaux vive dont l'hydratation s'accompagne du même dégagement de vapeur d'eau.

Mais produire de la vapeur ne servirait à rien si elle se condensait contre les parois de la pièce qu'elle doit réchauffer; on remarquera par quelle ingéniosité dans la construction de la hutte gallo-romaine il est paré à cet inconvénient. Le revêtement en peaux de chèvres a le mérite de la non-conductibilité de la chaleur, puis, en arrêtant les rayons du soleil, *lumine excluso*, il abaisse le point de saturation de l'air par la vapeur d'eau, il favorise la formation du brouillard chaud. Sidoine le constate en vrai physicien : *Vaporem repulsura salientem*... Pour repousser la vapeur qui s'exhale. »

Quelle température atteignait l'atmosphère de la hutte dans ces conditions? Probablement moins de trente degrés centigrades, puisque Sidoine pouvait y séjourner des heures entières, *trahebantur horæ*. En effet, dans les salles d'inhalations du Mont-Dore, graduées de 28° à 32°, les malades ne passent jamais plus d'une heure sans fatigue. Il est vrai que, dans ce milieu, à l'action de la vapeur d'eau vient s'ajouter celle de l'acide carbonique quinze à vingt fois plus abondant que dans l'air, suivant mes analyses, et modifiant, concurremment à la vapeur d'eau, la circulation, la respiration et l'innervation.

Dans les étuves russes, la température, jamais inférieure à 32°, monte le plus souvent au-delà de 40°, et parfois est poussée jusqu'à 75°. La durée du séjour y est de quinze à quarante minutes suivant l'intensité de la chaleur. De ces données, nous pouvons conclure par comparaison que la hutte gallo-romaine avait une atmosphère beaucoup plus tempérée.

L'effet qu'on y cherchait, différent de celui qu'on réclame des salles de vapeurs du Mont-Dore où l'inhalation avec ses conséquences de lavage, d'asepsie et de sédation de l'appareil respiratoire est le but principal, était uniquement la transpiration, envisagée comme salutaire : *saluberrimus sudor eliciebatur*. L'entretien de la perméabilité de la peau a été toujours considéré comme un des meilleurs dérivatifs des congestions viscérales et en particulier des catarrhes bronchiques.

Cette sudation provoquée par une atmosphère chaude et humide ne pouvait que s'accroître après le bain chaud dont parle Sidoine. Il n'en précise pas la durée ; nous devons la supposer courte en ayant égard aux termes employés : « *Coctilibus aquis ingerebamur*. Nous nous plongions dans l'eau chaude. »

Les Romains avaient donc constaté que, contrairement aux bains froids qui arrêtent souvent la digestion, le bain chaud ne trouble pas les fonctions de l'estomac mais en excite l'activité. Les compresses d'eau chaude sur l'épigastre sont de nos jours recommandées dans ce but, et les spécialistes des voies digestives, MM. Bouchard, Hayem, A. Robin, Mathieu, Legendre, Leven, Leube, Lyon (pour nous en tenir à quelques noms), nous ont fait connaître l'importance des boissons chaudes après les repas pour réveiller la contractilité des fibres musculaires stomacales.

A coup sûr ignorants des mœurs gallo-romaines, les Japonais ne craignent pas de se plonger pendant quelques minutes, au sortir de table, dans un bain à 40 degrés, et se trouvent bien de cette coutume chez eux séculaire.

Mais ces pratiques hydriatiques chaudes ne vont pas sans élever de un à deux degrés la température normale du corps. La soustraction rapide de ce calorique peut être un moyen d'activer dans l'organisme les échanges cellulaires. Le froid intervenant brusquement, et pendant quelques secondes seulement, rend alors au corps une tonicité dont le sujet a immédiatement conscience.

Avoir chaud d'abord pour réagir contre le froid et en retirer de bons effets, c'est toute la doctrine des hydrothérapistes de notre siècle. 1400 ans avant eux, l'évêque de Clermont en enseignait tout autant et proclamait l'action reconstituante de l'eau froide : « *Frigore solidabamur,* dit-il, nous reprenions vigueur par le froid. »

Cette affirmation de l'efficacité de l'eau froide succédant à l'eau chaude était chère à Sidoine Apollinaire, car nous la retrouvons dans le quatrain gravé sur la piscine de sa maison de campagne.

(Tetrastichon supra piscinam. Carmen XIX.

« *Intrare algentes post balnea torrida fluctus,*
» *Ut solidet calidam frigore lympha cutem,*
» *Et licet hoc solo mergatis membra liquore,*
» *Per stagnum nostrum lumina vestra natant.* »

« Entrez dans l'eau froide au sortir des bains chauds, pour que la fraicheur de l'eau fortifie votre peau échauffée, et, pendant que vous plongez vos membres seulement dans cette onde, vos regards flottent sur notre lac. »

Les deux derniers vers me semblent la condamnation de l'immersion de la tête dans l'eau froide, du plongeon, pour employer une expression consacrée. Je laisse aux oculistes le soin de les commenter.

Le lac dont il est ici question doit être le lac d'Aydat, ou celui du Chambon, plus rapproché du Mont-Dore. La plupart des commentateurs de Sidoine Apollinaire placent sa maison de campagne à Aydat, mais Michel Bertrand a essayé d'établir qu'elle était plutôt située au bord du lac Chambon, et ses arguments ne manquent pas de valeur.

Arrivé au terme de ces citations de Sidoine Apollinaire, le lecteur en tirera avec moi cette conclusion qui n'est pas une idée nouvelle : l'antiquité a eu en médecine des opinions et a appliqué des méthodes auxquelles beaucoup de personnes supposent une origine plus récente ; les plaisanteries sur les médecins ne datent pas plus de Molière que l'hydrothérapie de Priessnitz ou de l'abbé Kneipp. Le temps a fait justice des erreurs, les vérités lui ont résisté : et c'est ainsi que nous voyons les eaux minérales, les étuves de vapeur, la balnéation chaude et froide, objet des remarques si précises et si sensées de l'évêque de Clermont, survivre aux variations de la mode et des doctrines médicales, et montrer la place considérable qu'elles méritent et qu'il faut leur attribuer dans la thérapeutique. Leur vogue persistante est la justification de leur efficacité, car, ainsi que l'a dit Brieude, on ne s'adresse pas longtemps à un remède qui ne guérit pas.

Clermont-Ferrand, imprimerie typographique et lithographique G. Mont-Louis.

DU MÊME AUTEUR

Du traitement de la névralgie sciatique par l'élongation du nerf. (Paris, 1881.)

De l'augmentation de la capacité respiratoire vitale par le traitement aux eaux du Mont-Dore. (Paris, O. Doin, éditeur, 1883.)

De l'emploi des eaux minérales, en particulier de celles du Mont-Dore, pendant la grossesse. *(Union Médicale, 1884.)*

La contagion de la tuberculose et les salles d'inhalations du Mont-Dore ; expériences. *(Union Médicale, 1886.)*

De la révulsion chez les diabétiques phtisiques. *(Annales de médecine thermale, 1887.)*

L'acide carbonique dans les salles d'inhalations du Mont-Dore. *(Annales de médecine thermale, 1887.)*

De l'action sur l'ampliation pulmonaire des douches chaudes et des frictions sur le thorax. *(Annales de médecine thermale, 1888.)*

Conférence sur les Eaux du Mont-Dore. *(Revue médicale du Mont-Dore, 1900.)*

www.ingramcontent.com/pod-product-compliance
Lightning Source LLC
LaVergne TN
LVHW012020170826
845678LV00004BA/1583

* 9 7 8 2 3 2 9 6 3 0 7 7 9 *